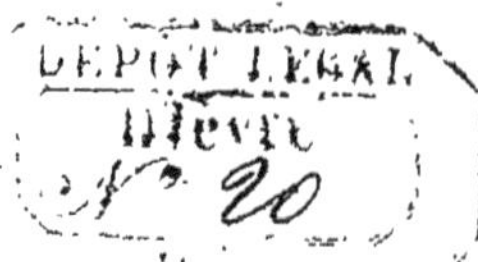

SAINT-HONORÉ

aux Sources et à Domicile

PAR

LE Dr MAURICE BINET

Ex=Chef de Laboratoire à l'Hôpital de la Pitié

Ex=Directeur du Dispensaire de l'Hôpital Beaujon

Membre de la Commission permanente

des stations hydro=minérales et climatiques au Ministère

de l'Intérieur

Médecin à Saint=Honoré=les=Bains

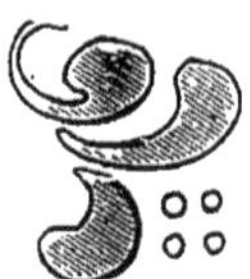

NEVERS

Imprimerie de la Tribune, 32, avenue de la Gare

1908

SAINT-HONORÉ

aux Sources et à Domicile

PAR

LE Dr MAURICE BINET

Ex=Chef de Laboratoire à l'Hôpital de la Pitié

Ex=Directeur du Dispensaire de l'Hôpital Beaujon

Membre de la Commission permanente

des stations hydro=minérales et climatiques au Ministère

de l'Intérieur

Médecin à Saint=Honoré=les=Bains

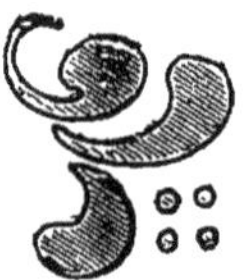

NEVERS

Imprimerie de la Tribune, 32, avenue de la Gare

—

1908

SAINT - HONORÉ

aux Sources et à Domicile

I

PROPRIÉTÉS DES EAUX

A. — CARACTÈRES PHYSICO-CHIMIQUES

Les Eaux de Saint-Honoré sont peu minéralisées, puisqu'au total le résidu fixe qu'elles contiennent par litre
n'est que de cinquante centigrammes.

Et cependant leur action sur l'organisme sain ou malade
est d'une telle intensité que notre expérience personnelle,
pour éviter les accidents (congestions, poussées thermales,
hemoptysies, phénomènes d'intoxication générale), nous a
conduit à diminuer progressivement les doses de boisson,
sans que les effets thérapeutiques s'atténuent et nous
sommes encore peut-être loin des doses minima utiles.

Cette puissance de la part d'un agent dont la dilution est
si prononcée s'explique fort bien par la dissociation moléculaire de ses éléments (1) qui laissent filtrer davantage de
l'énergie qu'ils contiennent. Cette dissociation est accusée
par la radio-activité des eaux manifestée par la grande
proportion d'hélium et des autres gaz rares qui s'échappent
des sources. Elle s'explique aussi par la présence d'une

---

1. — MAURICE BINET. — Les eaux minérales envisagées comme ferments
métalliques.

oxydase très puissante, déplaçant 1.300 fois son volume d'oxygène, et d'un philothion manifeste dans ses conferves.

Malgré l'intensité thérapeutique de ces Eaux, leur action est extrêmement douce quand on l'emploie d'une façon judicieuse. Elles peuvent être administrées sans crainte de réveiller un état aigu, de provoquer une poussée ; les organismes délicats, les enfants au sortir de la première enfance sont susceptibles d'en tirer profit sans danger. Cette souplesse thérapeutique est un des privilèges les plus marquants de ces Eaux, et en fait un médicament précieux pour les cas difficiles. Elle est accrue d'ailleurs par la gamme de composition plus ou moins marquée des différentes sources.

Cela ne veut pas dire que nous réclamions les cas aigus, où les Eaux seraient nocives, ni même les cas où l'on hésite, car le premier principe de thérapeutique est de ne pas s'exposer à nuire, ni enfin les cas désespérés, car nous ne faisons pas de miracles.

Rappelons que la composition des Eaux de Saint-Honoré est très complexe. A côté des composés sulfurés (sulfure de sodium, hydrogène sulfuré, etc.), de l'arseniate de soude (4 milligrammes par litre), notons les chlorures formant la moitié du résidu, les carbonates, le manganèse, qui est le plus puissant des oxydants connus et que l'on retrouve dans tous les ferments naturels, des iodures, bromures, borates, phosphates, azotates, du fer, du lithium.

B. — Action physiologique et thérapeutique

Ces Eaux sont, à dose thérapeutique, légèrement excitantes au début, puis rapidement sédatives, et même hyposthéniantes de toutes les fonctions, sauf de la digestion qui est vivement excitée : fait important, car l'appétit est plus vif, les digestions plus rapides, à condition de ne pas avoir affaire à des organes hypersthéniés. Notons l'abaissement de tonalité du système nerveux qui se manifeste par un calme physique et intellectuel remarquable, par un sommeil excellent, etc., l'hypotension artérielle à surveiller, s'il y a fléchissement du côté des organes de la circulation ; le ralentissement de la nutrition cellulaire, si précieux, combiné avec l'hyperactivité digestive.

A dose exagérée, elles sont vivement excitantes, congestionnantes, provoquent des angines thermales et des troubles digestifs.

Sur les malades, à dose convenable, elles sont décongestionnantes, détersives des muqueuses et de la peau par où elles s'éliminent, reconstituantes et reposantes. Elles soulagent le système lymphatique, décongestionnant ses glandes, dégorgeant ses vaisseaux. Elles activent la régression des produits inflammatoires anciens. Elles agissent très heureusement sur les éléments cellulaires, favorisant la desquamation, régénérant les cellules épithéliales et épidermiques, et sur les glandes des téguments, calmant leur irritation, modérant leurs secrétions. Elles augmentent le bénéfice de la nutrition élémentaire, lui faisant faire des économies par augmentation du gain et diminution des dépenses.

De cet exposé succinct, il résulte que Saint-Honoré convient :

1° Aux affections catarrhales des muqueuses et de la peau, partout où la sécrétion est exagérée et la prolifération cellulaire trop accentuée, le tout accompagné d'une circulation en défaut et d'une nutrition locale défectueuse.

2° Au lymphatisme : hypertrophie glandulaire, adénoidisme, etc.

3° Aux états congestifs, aux stases sanguines, aux états inflammatoires anciens.

4° A la déchéance organique des enfants ou des adultes.

Mais, pour serrer le problème de plus près, passons en revue les divers états morbides que Saint-Honoré peut modifier. Et d'abord, dans une première catégorie, spécifions ceux que réclame surtout Saint-Honoré, pour lesquels elle se croit surtout désignée, ceux qui constituent sa *spécialité*. C'est ainsi que nous en sommes arrivé à étiqueter.

Saint-Honoré au point de vue thérapeutique : STATION DES
MALADIES DES VOIES RESPIRATOIRES DES URICÉMIQUES ET DES
ENFANTS. C'est là l'indication primordiale, celle dont doit
se souvenir le médecin, avec cette adjonction : *convient
aux organes délicats, aux malades affaiblis.*

II

INDICATIONS

A. — MALADIES DES ADULTES

1º Indications principales

AFFECTIONS CHRONIQUES DES VOIES RESPIRATOIRES

Le catarrhe nasal, le catarrhe naso-pharyngien. — Les
Eaux débarrassent rapidement la pituitaire et la muqueuse
du cavum des colonies microbiennes, les décongestionnent et
tarissent leur sécrétion. Elles empêchent le retour des états
aigus ; le catarrhe de la trompe d'Eustache est favorable-
ment influencé par le traitement thermal du cavum.

Pour les *pharyngites* professionnelles des orateurs, chanteurs, fumeurs, etc., hypersécrétantes ou sèches, elles ne
remplacent pas l'intervention chirurgicale quand celle-ci
est nécessaire. Mais, comme elles sont sujettes à retour,
même après destruction des glandes hypertrophiées, leur
rôle après l'opération est de modifier la muqueuse et de la
rendre réfractaire aux récidives.

Les *laryngites catarrhales* sont également du ressort de
ces Eaux ; la congestion de la muqueuse et des cordes,
les nodosités de ces dernières, leur défaut de tension, etc.,
disparaissent sous leur influence.

Le traitement thermal est le seul vraiment curatif de ces
affections souvent sous la dépendance de l'état général.

Par lui, les chanteurs et autres professionnels, si susceptibles, récupèrent une grande solidité du larynx.

Les Eaux de Saint-Honoré parfont la tâche du laryngologiste..

La *trachéite* et la *bronchite catarrhales* sont également guéries à Saint-Honoré. L'*asthme humide* y est très heureusement traité, l'altitude étant moyenne, le traitement très doux.

Je n'en dirai pas autant de l'asthme sec, dont quelques cas seulement sont soulagés.

La *susceptibilité bronchique* entre dans les meilleures indications de la station. Nombre de tousseurs d'hiver viennent, avec grand succès, faire une cure préventive à Saint-Honoré.

Je n'insiste pas sur ces cas qui sont depuis longtemps l'apanage de Saint-Honoré.

2° Indications secondaires

Les *dermatoses*. — Nous l'avons déjà dit : les affections cutanées chroniques, à forme catarrhale, à desquamation et à sécrétion exagérées, telles que l'eczéma, l'impétigo, le psoriasis, sont modifiées heureusement par le traitement interne et externe de Saint-Honoré. Plus ces affections sont humides et croûteuses, plus elles sont susceptibles d'une cure rapide. Au contraire, les formes sèches sont plus résistantes et quelquefois ne sont pas améliorées par les eaux.

Les Eaux de Saint-Honoré sont un merveilleux *cosmétique*. — Les dames qui fréquentent cette station ont vite reconnu cette propriété. — Elles détergent la peau, l'assouplissent, l'adoucissent, effacent ses taches, ses rougeurs, redonnent du ton aux muscles peauciers.

La *syphilis*. — Nous avons l'occasion de soigner chaque année quelques syphilitiques, soit qu'ils viennent faire une cure d'épreuve, soit qu'ils viennent traiter l'affection en activité. Nous n'avons pas la prétention de faire pour le traitement général de cette maladie plus qu'on ne fait ailleurs, mais il me semble qu'une indication précise existe pour Saint-Honoré, c'est le cas de la *syphilis à prédominance pharyngo-laryngée*. Chacun sait qu'un certain nombre de sujets ont, de préférence, leurs accidents secondaires dans la gorge. Ces accidents se succèdent et se répètent avec une telle intensité, une persistance si fâcheuse dans cette région qu'on est bien obligé d'admettre qu'il existe là un point de moindre résistance dont on observe souvent dans la suite la manifestation vis à vis d'autres infections. On a noté, par exemple, la phitisie laryngée chez les anciens syphilitiques ayant présenté des accidents à prédominance laryngée. La susceptibilité de la gorge chez ces personnes n'est donc pas spéciale vis à vis du spirille, mais elle se manifeste pour le bacille de Koch et aussi probablement vis à vis d'autres germes. Les accidents syphilitiques montrent cette tendance et, par suite, l'on doit tenir compte de cettre démonstration pour établir une cure sérieuse, soit pendant la durée de la syphilis et la présence des accidents, soit pour prévenir le retour de ceux-ci, soit pour modifier l'état de la muqueuse et faire cesser cette porosité aux germes infectieux. Cela prouve que, dé même que pour une infection générale, les germes ne prolifèrent et ne deviennent pathogènes que quand le terrain organique leur est favorable, de même, pour une infection locale, ou pour une éclosion d'accidents prouvant une virulence locale particulière des germes, il doit y avoir, sur ce point, une aberration nutritive ancienne ou récente, de naissance même ou de formation occasionnelle, qui forme un terrain de culture optimum.

Les Eaux de Saint-Honoré, dont l'action sur les muqueuses pharyngo-laryngées est si manifeste, sont tout désignées dans ce cas.

Ainsi donc, envoyer à Saint-Honoré les *syphilis à forme pharyngo-laryngée pour traitement curatif ou préventif* des accidents locaux et de l'infection générale.

Le catarrhe utérin. — Le catarrhe utérin est très heureuseument modifié par Saint-Honoré. La leucorrhée est tarie rapidement, souvent en quelques jours. L'état congestif de l'organe se dissipe. L'état général est très heureusement influencé.

La dysmenorrhée des jeunes filles est aussi du ressort de nos Eaux.

La *Phlébite.* — Nous avons eu l'occasion de soigner à Saint-Honoré avec succès des phlébites chroniques, des varices douloureuses. Les reliquats d'endophlébite et de périphlébite s'y résolvent dans d'excellentes conditions.

Nous n'avons pas l'intention de ·réclamer ce genre de malades, et de faire concurrence à Bagnoles-de-l'Orne, mais il est bon qu'on sache que les personnes accompagnant un malade envoyé à nos eaux pourront y trouver soulagement, si elles ont une inflammation chronique des veines.

B. — AFFECTIONS DES ENFANTS

La station de Saint-Honoré, située en pleine campagne à une altitude modérée, mais déjà sensible (300 mètres), entourée presque de toutes parts par une forêt immense, est toute désignée pour une cure d'air.

Mais, en outre, les eaux de Saint Honoré sont merveilleusement adaptées à la cure des maladies des enfants. Leur action est si douce, et en même temps si profondément rénovatrice des tissus, de la nutrition élémentaire.

Les modes de traitement sont, d'autre part, parfaitement supportés dans le bas-âge. L'Eau n'est pas mauvaise à boire, et son goût peut, au besoin, en être facilement masqué. L'inhalation des gaz se fait dans des salles sèches, sans élévation thermique exagérée, sans costume spécial : Voilà pour le traitement interne. Les bains, et au besoin chez les enfants plus âgés, les douches locales ou générales sont donnés avec les ménagements nécessaires ; la pulvérisation, le gargarisme, quand l'enfant comprend ce qu'on lui demande, sont à sa portée.

Aussi le nombre des petits malades augmente-t-il chaque année à Saint-Honoré.

On comprend, en effet, de plus en plus, qu'il faut intervenir le plus tôt possible pour remettre en état un organisme en formation, si l'on ne veut pas que l'homme qui succède à l'enfant, ne porte toute sa vie les stigmates d'affections négligées chez celui-ci, et que, seules, certaines cures thermales peuvent guérir.

Voici l'énumération des maladies infantiles que nous soignons avec succès à Saint-Honoré.

Le *Lymphatisme, l'Adénoïdisme.* — Pour le dernier, nous n'avons pas la prétention de déterminer la régression des végétations adénoïdes, bien que, quand elles sont au début, très peu développées, les eaux soient très utiles, et peuvent souvent en empêcher l'accroissement ; mais, après l'ablation de ces petites tumeurs, qui sont si sujettes, dans le bas âge, à récidiver, la cure thermale s'impose si on veut en prévenir le retour.

L'état spécial de la muqueuse naso-pharyngienne est aussi modifié par les Eaux ; l'hypersecrétion diminue et cesse, la congestion, l'épaississement disparaissent.

Le corollaire fréquent de l'adénoïdisme, l'*entérite muco-membraneuse*, se guérit par le traitement thermal qui fait disparaître la cause de ce mal.

Bien entendu, nous ne réclamons pas l'entérite muco-membraneuse qui n'est pas sous la dépendance de l'adénoïdisme, car c'est par le traitement du cavum que nous intervenons surtout sur la manifestation intestinale. Je dis surtout, parce que nous y adjoignons des lavages intestinaux, des bains, etc.

Les lymphatiques changent à vue d'œil à Saint-Honoré. Leurs tissus se colorent, les infiltrations sous-cutanées se résorbent, les glandes diminuent, etc.

Les affections des voies respiratoires. — Ce sont les mêmes que chez les adultes, cependant je noterai que les résultats y sont plus rapides encore que chez lui.

Je n'ajouterai que l'*hypertrophie des amygdales, les naso-*

pharynx tomenteux à glandules turgescentes et à secrétion exagérée, l'*asthme infantile*, l'*adénopathie trachéo-bronchique*, la *convalescence de toutes les affections broncho-pulmonaires*, les *bronchites répétées*, la *susceptibilité bronchique*.

La *prédisposition à la tuberculose*. — Cet état spécial est un vice de nutrition, (1) dont l'un des caractère principaux réside dans l'exagération des échanges respiratoires ; état analogue à celui que l'on retrouve dans la phtisie acquise. L'augmentation de la consommation de l'oxygène et de l'exhalation d'acide carbonique, qui en est la conséquence, est l'indice d'une combustion intra-cellulaire exagérée. Or, cette combustion, quand il n'y a aucune implantation bacillaire, est facile à réfréner par une hygiène et une médication appropriées.

Les eaux de Saint-Honoré, dont l'une des propriétés principales est le réglage de la nutrition élémentaire par apport supplémentaire et meilleure digestion des aliments, en même temps que par une économie sévère des échanges nutritifs, qui se traduit par un ralentissement des déchets ; ces Eaux sont toutes indiqués pour obtenir ce résultat. L'expérience nous a prouvé qu'elles agissent avec succès dans ce cas.

La *chlorose* est souvent une forme de tuberculose. On ne peut nier, en tout cas, qu'elle ne soit l'indice d'un état de prédisposition à cette infection. Saint-Honoré lui est donc utile.

III

CONTRE-INDICATIONS

Saint-Honoré ne convient pas aux maladies du *foie*, des *reins* et de la *vessie*.

Pour les affections du cœur, il y a lieu de distinguer :

---

(1) ALBERT ROBIN et MAURICE BINET. — *La prophylaxie de la tuberculose pulmonaire par la connaissance de son terrain.* — Paris, 1901.

s'il y a asystolie, et dans les cas où la tension sanguine est très abaissée, il vaut mieux s'abstenir, car les eaux abaissent encore l'énergie cardiaque, ne fut-ce que momentanément.

Au contraire, si la lésion est compensée, il n'y a pas contre-indication formelle, car avec des soins, on évitera facilement d'aggraver l'état de la circulation.

S'il y a hypertension, la cure thermale bien conduite la calmera.

Les *dyspeptiques hypersthéniques* à forme douloureuse, ne peuvent supporter l'eau de Saint-Honoré en boisson, mais ils peuvent suivre le reste du traitement.

IV

L'EAU DE SAINT-HONORÉ A DOMICILE

L'Eau de Saint-Honoré est mise en bouteilles avec beaucoup de soin. Les bouchons et les bouteilles sont stérilisés ; les bouteilles sont ensuite remplies du gaz émanant de l'Eau, avant d'être définitivement remplies d'eau.

Malgré cela, comme toutes les autres eaux minérales, sans aucune autre exception, elles ne se conservent pas longtemps intactes, et elles perdent progressivement leurs propriétés.

Pendant une période de quelques semaines, la décomposition se manifeste par peu de signes extérieurs. L'eau a seulement perdu sa température originelle et son odeur, l'hydrogène sulfuré qu'elle renferme s'étant redissous par le refroidissement.

Après cette période plus ou moins longue, suivant les conditions dans lesquelles les bouteilles ont été placées, la décomposition apparaît nettement par un dégagement abondant de gaz sulfhydrique.

Ce gaz provient des sulfures dissociés sous l'influence du philothion. Alors ces Eaux qui, à la source sentent peu, qui, embouteillées récemment perdent toute odeur, deviennent aussi odorantes que les Eaux-Bonnes en bouteilles, par exemple.

Il ressort de ces observations :

1° Que l'Eau de Saint-Honoré transportée est moins active qu'à la source ;

2° Qu'elle doit être employée dans le premier mois environ de son embouteillage.

Pratiquement, rien n'est plus facile, car l'administration expédie l'eau dans les conditions qu'on lui demande, et même en colis postal. C'est à ce dernier mode que je conseille d'avoir recours.

Transportée, cette eau est employée dans les mêmes cas qu'aux sources. Je ne crois pas, malgré la diminution de son activité, qu'il faille en donner de plus fortes doses en boisson. Je conseille habituellement de prendre en moyenne, par jour, une heure environ avant les repas, depuis un demi-verre, jusqu'à deux verres et, dans certains cas, trois verres d'eau de la Crevasse, en augmentant progressivement la dose pendant les trois semaines de cure.

L'eau pour l'usage interne est réchauffée au bain-marie tiède vers 30 degrés centigrades, dans une petite bouteille de la contenance approximative de la dose à prendre et bien bouchée.

On peut l'employer aussi en *gargarismes*, *pulvérisations* dans la gorge, sur les paupières, sur la face, ou localement sur les différentes régions de la peau ; en *lavages* du nez (pipette Depierris ou procédé Derecq, etc.; en *injections vaginales* : dans ce cas, faire chauffer l'eau au bain-marie jusqu'à 40° à 50°, en vase clos.

Dans ces conditions, l'Eau de Saint-Honoré rend, à domicile, de grands services, pendant la mauvaise saison où l'établissement thermal est fermé et où il y a tant de tousseurs.

Ne pas l'employer dans les cas aigus ou fébriles.

Du même Auteur :

Recherches au sujet de l'influence des conditions météorologiques sur les Aliénés par rapport à leur santé physique et morale.

Idiotisme et Consanguinité.

Des Hémorragies dans l'hystéro-catalepsie.

Etude clinique et climatologique sur Saint-Honoré-les-Bains.

De l'Eau Minérale chlorurée sodique lithinée de Santenay.

Saint-Honoré-les-Bains. — Ses Eaux et ses Environs.

Des indications thérapeutiques des Eaux minéro-thermales de Saint-Honoré.

Influence des Eaux de Saint-Honoré sur la capacité vitale et la sécrétion urinaire. — Climat de la station.

Influence des Eaux de Saint-Honoré sur la sécrétion urinaire (suite). *— Asthme et urticaire.*

Des Eaux chlorurées, etc., de Santenay.

Note sur un nouveau spiromètre et la spirométrie pratique.

La cure thermale d'hiver.

Les Stations minérales françaises et leur avenir.

Les Eaux minérales envisagées comme ferments métalliques.

Du traitement hydro-minéral de l'entéro-colite muco-membraneuse (Syndrome adénoïdien).

Procédé chimique de dénicotinisation de la fumée de tabac, en collaboration avec J. Bruhat.

Nouvel uréomètre clinique, en collaboration avec A. Thompson.

En collaboration avec le professeur Albert ROBIN :

Etudes cliniques sur le chimisme respiratoire :

Les échanges respiratoires dans l'état normal ;
       —   *dans l'hémoglobinurie paroxystique ;*
       —   *dans l'ascite ;*
       —   *dans la pleurésie ;*
       —   *dans le diabète glycosurique.*

Action du vomitif sur les échanges respiratoires.

Action du vésicatoire sur les échanges respiratoires.

La prophylaxie de la tuberculose pulmonaire par la connaissance de son terrain.

Conditions et diagnostic du terrain de la tuberculose pulmonaire.

Variations des échanges respiratoires sous l'influence de l'altitude, de la lumière, de la chaleur et du froid.

Les indications prophylactiques et thérapeutiques de la phtisie pulmonaire fondées sur la connaissance de son terrain.

Les échanges respiratoires dans les états antagonistes à la tuberculose. — *L'arthritisme.*

Des effets du climat marin et des bains de mer sur les phénomènes intimes de la nutrition.

De l'examen des échanges respiratoires. — Description de l'appareil. Résultats cliniques, indications thérapeutiques.

Recherches sur l'alimentation des phtisiques.

www.ingramcontent.com/pod-product-compliance
Ingram Content Group UK Ltd.
Pitfield, Milton Keynes, MK11 3LW, UK
UKHW021051120726
13693UKWH00006B/2569